# Índice

1. Introducción. ..................................................................1

2. Consideraciones iniciales ...............................................2

# 1. Introducción.

El cáncer de mama (CM) constituye el tumor maligno más frecuente en la mujer, presentando una incidencia del 13,44% en la población femenina española. Ocupa el primer lugar de las muertes por cáncer, constituyendo el 15,83% de la totalidad de muertes por cáncer[1].

La dificultad para reducir su incidencia a través de la prevención primaria hace que los esfuerzos se centren en reducir la mortalidad a través del diagnóstico precoz, momento en que los tratamientos son más eficaces.

La incidencia de lesiones preinvasivas y cánceres en situ han aumentado en los últimos años a la vez que el carcinoma invasor ha disminuido. Esta evolución estadística se justifica por la generalización del despistaje mamográfico.

En España, los *Programas de Detección Precoz de Cáncer de Mama* se iniciaron en 1990 y actualmente todas las comunidades autónomas ofertan este tipo de programas, con una cobertura superior al 90% de la población objetivo.

El diagnóstico por la imagen de las lesiones mamarias ha cambiado en los últimos años, tanto en lo que se refiere a las técnicas de imagen como a los procedimientos intervencionistas. La mamografía convencional se ha beneficiado de la tecnología digital, los ecógrafos han mejorado sustancialmente su calidad y la resonancia magnética se ha introducido en los algoritmos diagnósticos[2].

**Mamografía**

La mamografía es el método de imagen básico e imprescindible en el diagnóstico de la patología mamaria, el único reconocido como técnica de despistaje para el CM, permitiendo su detección precoz, y el único que ha demostrado una reducción de las tasas de mortalidad por CM[3]. Su papel fundamental es la detección precoz del CM en mujeres asintomáticas aunque también sirve como guía para el marcaje prequirúrgico de lesiones o para dirigir punciones (BAG-PAAF) mediante estereotaxia.

**Limitaciones de la mamografía**

La sensibilidad de la mamografía para detectar lesiones malignas se ve reducida con la densidad mamaria. La densidad mamaria depende de la proporción de los dos tejidos más abundantes de la mama: el tejido fibroso (denso) y la grasa. En el estudio de Boyd[4] se demostraba que la densidad mamográfica elevada se asocia con un incremento de riesgo de padecer CM y que esta asociación no es explicable por la casualidad.

**Ecografía**

Se trata de un método diagnóstico indispensable en la valoración de la patología mamaria. Aunque no ha demostrado evidencia de reducir la mortalidad por CM cuando se utiliza como método de despistaje, la ecografía *complementa* a la mamografía e incluso la puede sustituir en casos concretos.

Permite valorar la naturaleza sólida o quística de las lesiones y además puede detectar lesiones que la mamografía no es capaz, sobre todo en mamas densas.

**Limitaciones de la ecografía**

No visualiza microcalcificaciones agrupadas, la hipertrofia mamaria dificulta la correcta exploración de las zonas más profundas de parénquima mamario y es una técnica operador-dependiente.

**Resonancia magnética nuclear**

El uso de la resonancia magnética (RM) para el estudio por imagen del CM se introdujo hace 25 años[5]. La RM muestra una elevada sensibilidad para el diagnóstico del carcinoma infiltrante, sobre todo de tipo ductal. La sensibilidad no se afecta por la densidad mamaria. Por el contrario, la especificidad es baja, más acusada en tumores in situ y tumores de tipo lobulillar. La RM precisa el uso de contraste endovenoso (gadolinio) debido a la captación intensa y precoz que presenta el cáncer de mama en relación al parénquima mamario normal. Es muy útil en la estadificación prequirúrgica del cáncer de mama permitiendo detectar posibles lesiones multifocales o multicéntricas que condicionarían el tratamiento, en la caracterización de la lesión cuando existen discrepancias entre los hallazgos clínicos, mamográficos o ecográficos y en el diagnóstico de complicaciones de prótesis mamarias. Su uso es también frecuente en el despistaje en poblaciones de alto riesgo en las que se recomienda una prueba de imagen anual desde los 25-35 años de edad. La susceptibilidad de estas mujeres a las radiaciones ionizantes hace necesario el uso de ultrasonidos u otras pruebas de imagen complementarias en el seguimiento[6].

**Limitaciones**

Baja especificidad para distinguir entre lesiones benignas y malignas (alta tasa de falsos positivos), baja disponibilidad y alto coste

**Programa de deteccion del cáncer de mama**

Los programas de cribado del CM de tipo poblacional basados en mamografía han contribuido a disminuir la mortalidad por esa causa entre un 20 y un 30%[7]. Este efecto beneficioso se observa fundamentalmente en el grupo de edad de 50 a 65 años, siendo claramente inferior en pacientes más jóvenes. Los resultados de 7 programas de cribado realizados en Estados Unidos sobre 463.372 pacientes mostraron una sensibilidad del 75% y una especificidad del 92,3%[5]. Existe controversia sobre el empleo de la mamografía en el grupo de pacientes de 40 a 50 años. En un estudio aleatorizado[8], la reducción de mortalidad encontrada en el cribado de este grupo de pacientes es pequeña mientras que los resultados falsos positivos y los costes en general son elevados.

**Programa de deteccion del cáncer de mama en España**

En la década de los noventa todas las CCAA pusieron en marcha programas de detección en España. Las campañas de cribaje mamográfico en nuestro país siguen los criterios establecidos por la Comisión Europea en sus recomendaciones para el cribado del cáncer: La periodicidad es bienal y se realizan dos proyecciones, craneocaudal y mediolateral oblicua y se utiliza el protocolo de lectura mamográfica y toma de decisiones basado en el Sistema BI-RADS.

Sin embargo, existen diferencias entre las CCAA en cuanto a los grupos de edad a los que debe dirigirse esta actividad preventiva. En los últimos años, las CCAA han ido incrementando paulatinamente el tramo superior de las edades de las mujeres. En la última reunión de los Programas de Detección Precoz del Cáncer de Mama se analizó la situación en el año 2008[9]. En cuanto a los grupos de edad diana, existen CCAA como Navarra, Castilla la Mancha o la Comunidad Valenciana en las que se incluyen mujeres entre los 45 y los 69 años, mientras que otras CCAA como Cataluña, Aragón, Galicia o Andalucían incluyen mujeres de 50 a 69 años. La Comisión Europea recomienda el rango de 50 a 69 años. El nivel de cobertura de esta población se calculó en un 99,9%.

**Sistema BI-RADS**

1993 el Colegio Americano de Radiología (ACR) desarrolló el *Breast Imaging Reporting and Data System* (BI-RADS), un método para clasificar los hallazgos mamográficos. Se considera el idioma universal en el diagnóstico de la patología mamaria[11]. Sus objetivos son: estandarizar la terminología y la sistemática del informe mamográfico, categorizar las lesiones estableciendo el grado de sospecha y asignar la actitud a tomar en cada caso.

Además, el sistema BI-RADS permite realizar un control de calidad y una monitorización de los resultados.

El sistema BIRADS está desarrollado asimismo para ecografía y resonancia magnética, estableciendo unos criterios estandarizados para cada una de estas técnicas[10].

**Patrones mamográficos del parénquima glandular**

Se asignará una categoría de patrón mamográfico en todas las lecturas, independientemente de que el resultado final sea normal o se describa algún tipo de hallazgo. Se consideran 4 categorías según el sistema BI-RADS. (fig. 1):

- o

Grasa: mama de composición predominante grasa.

- o

Densidad media: mama con tejido fibroglandular disperso.

- o

Heterogénea: mama con tejido glandular heterogéneamente denso.

- o

Densa: mama con parénquima glandular extremadamente denso que puede ocultar lesiones.

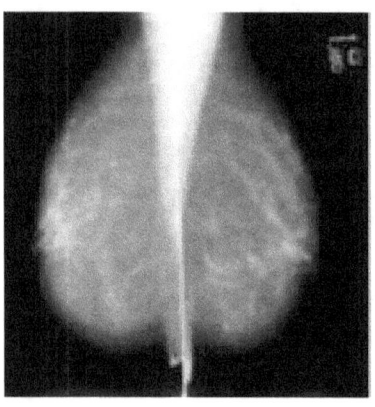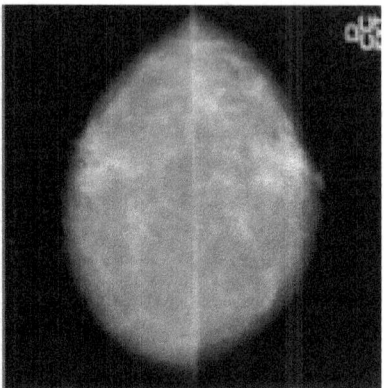

Figura 1.

Mamografía normal.

(0.11MB).

**Nódulos/masas**

El sistema BI-RADS lo define como una lesión ocupante de espacio vista en dos proyecciones diferentes. Si una masa se ve en una única proyección, se denomina *densidad/asimetíia* hasta que su carácter tridimensional haya sido confirmado (con otras proyecciones adicionales).

La descripción mamográfica de los nódulos se realiza en función de tres descriptores: *forma, contorno y densidad* respecto al parénquima circundante (tabla 1)

Tabla 1.

Descripción mamográfica de nódulos según sistema BIRADS

| Forma | Contorno | Densidad |
|---|---|---|
| Redondeada (R) | Bien definido (D) | Superior (+) |
| Oval (O) | Oscurecido (O) | Similar (=) |
| Lobulada (L) | Mal definido (I) | Inferior (-) |
| Irregular (X) | Microlobulado (M) | |
| | Espiculado (S) | |

El concepto de nódulo se aplica tanto a lesiones sólidas como quísticas, aunque en la mamografía no debe asumirse a priori hasta que no sea confirmado en estudio ecográfico.

**Densidad asimétrica focal y distorsión arquitectural**

En ausencia de antecedentes traumáticos o quirúrgicos, la distorsión de la arquitectura es sospechosa de malignidad.

**Tejido mamario asimétrico**

Representa mayor volumen o densidad de tejido mamario en una mama con respecto a la mama contralateral en la misma área. A menudo representa una variante de la normalidad o es secundario a cirugía previa. En ocasiones son necesarias proyecciones mamográficas complementarias. Si no existe anormalidad palpable, no necesita pruebas complementarias a la mamografía de despistaje.

**Densidad asimétrica focal**

Es una densidad volumétrica de tejido visualizada en dos proyecciones mamográficas con morfología similar y carece de bordes. Se cataloga como una lesión probablemente benigna (BI-RADS 3). Puede representar una variante de la normalidad o ser debida a cirugía, traumatismo, tratamiento hormonal sustitutivo o CM. Se debe comparar con mamografías previas para decidir el manejo de la paciente. La ecografía mamaria es de gran utilidad.

**Distorsion arquitectural**

Se utiliza esta terminología cuando se observa una alteración de la arquitectura mamaria normal sin observar nódulos. Representa una reorganización del tejido mamario hacia un punto excéntrico del pezón. Se considera una lesión BI-RADS 4. Puede ser debida a cirugía, biopsia, traumatismo, cicatriz radial o CM. Existen espiculaciones que radian de un punto común, creando la imagen típica de "una estrella" (fig. 2)

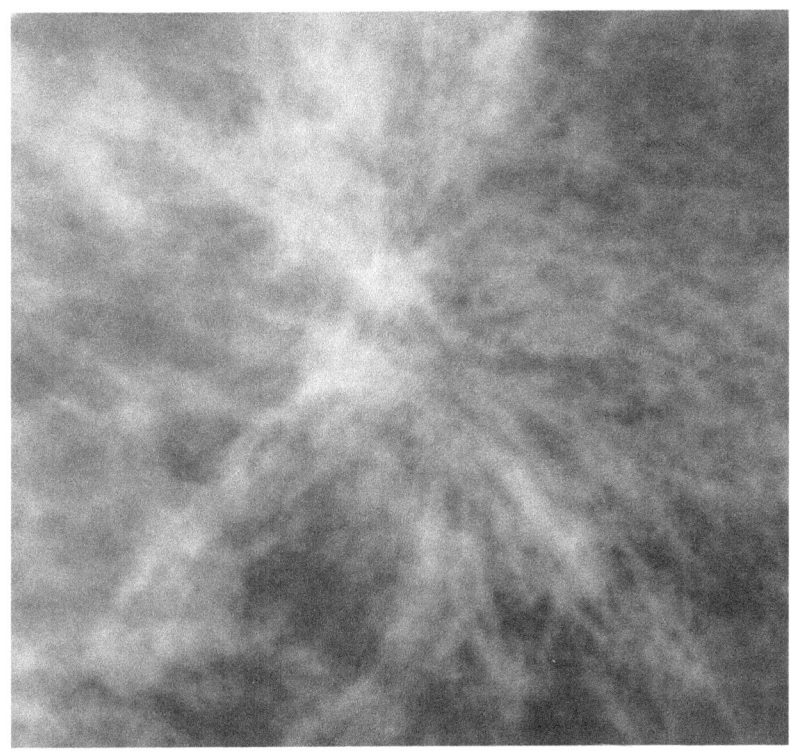

Figura 2.

Distorsión arquitectural.

(0.1MB).

**Microcalcificaciones**

Según el sistema BI-RADS, la descripción de las microcalcificaciones se realiza según su morfología y distribución en al parénquima mamario. El descriptor principal es el *tipo* según el grado de sospecha (morfología) y el *modificador,* la distribución.

**Clasificación por el grado de sospecha**

- ·

*Típicamente benignas*: se visualizan con más facilidad que las calcificaciones de aspecto maligno. Las calcificaciones claramente benignas, no es necesario mencionarlas siempre en el informe mamográfico, a no ser que el radiólogo piense que pueden malinterpretarse por otros profesionales.

- Cutáneas o dérmicas. Localización típica junto al pliegue inframamario. Puede confirmarse su origen cutáneo realizando proyecciones con incidencias tangenciales a la piel.

- Vasculares: calcificaciones tubulares o huellas paralelas "en raíles de tren".

- Groseras o "en palomitas de maíz": por involución de fibroadenomas (fig. 3B)

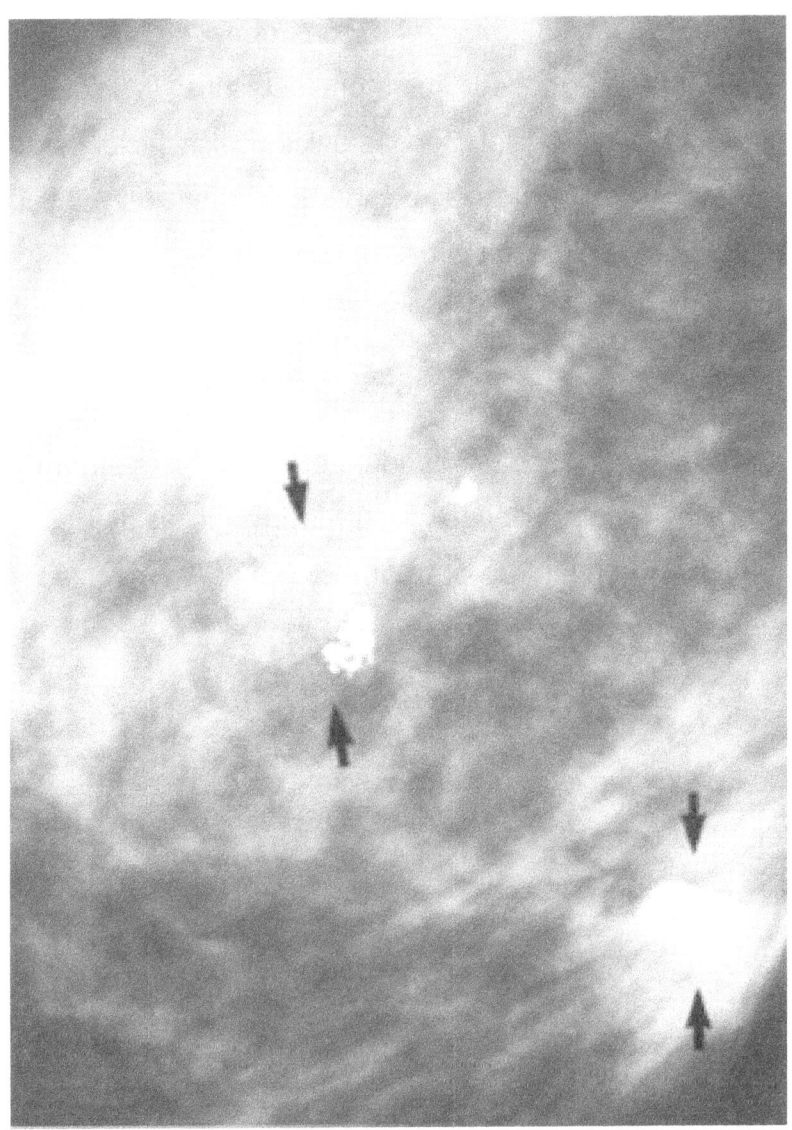

Figura 3.

A) Nódulo espiculado y densidad similar al parénquima. B) Microcalcificaciones en palomitas de maíz.

(0.12MB).

- Calcificaciones lineales grandes o con forma de barra: se aprecia en la enfermedad secretora, mastitis de células plasmáticas y ectasia ductal. Son las únicas calcificaciones de origen ductal y con carácter benigno. Distribución ductal, orientándose hacia el pezón difusa uni o bilateral.

- Redondeadas: 0,5-1mm, de contornos bien definidos. De distribución difusa en acinos glandulares. Si se presentan en mamas grasas, son consecuencia de la involución del tejido glandular. Si se encuentran en mamas densas, se asocian a adenosis esclerosante.

- En cáscara de huevo o en anillo: suelen depositarse en la pared de los quistes.

- Leche cálcica. Depositadas en macro o microquistes.

- Con centro radiotranparente: se producen por áreas de necrosis grasa.

- Suturales: depósito de calcio sobre el material de sutura. Frecuente en mamas sometidas a radioterapia tras cirugía.

Distróficas: presentan morfología irregular. Tamaño>0,5mm. En mamas sometidas a radioterapia o a traumatismo.

- o

Punteadas: tamaño < 0,5mm y contorno definido. Ante un grupo aislado de microcalcificaciones puntiformes, se puede recomendar realizar un control avanzado o incluso biopsia si son de nueva aparición o ipsilaterales a un cáncer.

- •

Sospecha Intermedia:

- o

Calcificaciones amorfas: son demasiado pequeñas como para clasificar su morfología. Si son de distribución agrupada, pueden justificar una biopsia.

- •

*Alta sospecha*: suelen ser de pequeño tamaño y espiculadas.

- o

Heterogéneas/pleomórficas: son más visibles que las amorfas. Tamaño<0,5mm (fig. 4)

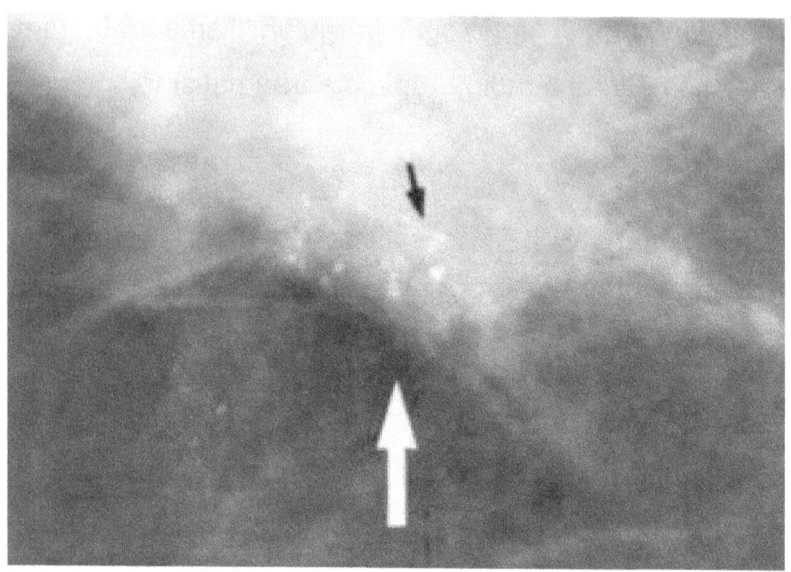

Figura 4.

Microcalcificaciones pleomórficas finas de distribución focal. (0.08MB).

- Lineales y ramificadas: calcificaciones delgadas, irregulares y discontinuas <0,5mm. Su apariencia sugiere moldes de un conducto irregular afectado por cáncer de mama.

**Clasificación por distribución**

- Agrupadas o en racimos: cuando se concentran en un volumen de tejido pequeño.

- Lineal. Son calcificaciones dispuestas en "fila india". Sugieren malignidad.

- **Segmentaria:** su distribución sugiere el depósito en los conductos y en sus ramificaciones y sugiere la posibilidad de que se trate de un carcinoma que se está extendiendo o multifocal.

- **Regional:** calcificaciones dispersas en un gran volumen de tejido mamario (>2 cc).

- **Difusa:** difusión uniforme por todo el parénquima mamario. Suelen ser benignas y bilaterales (fig. 5).

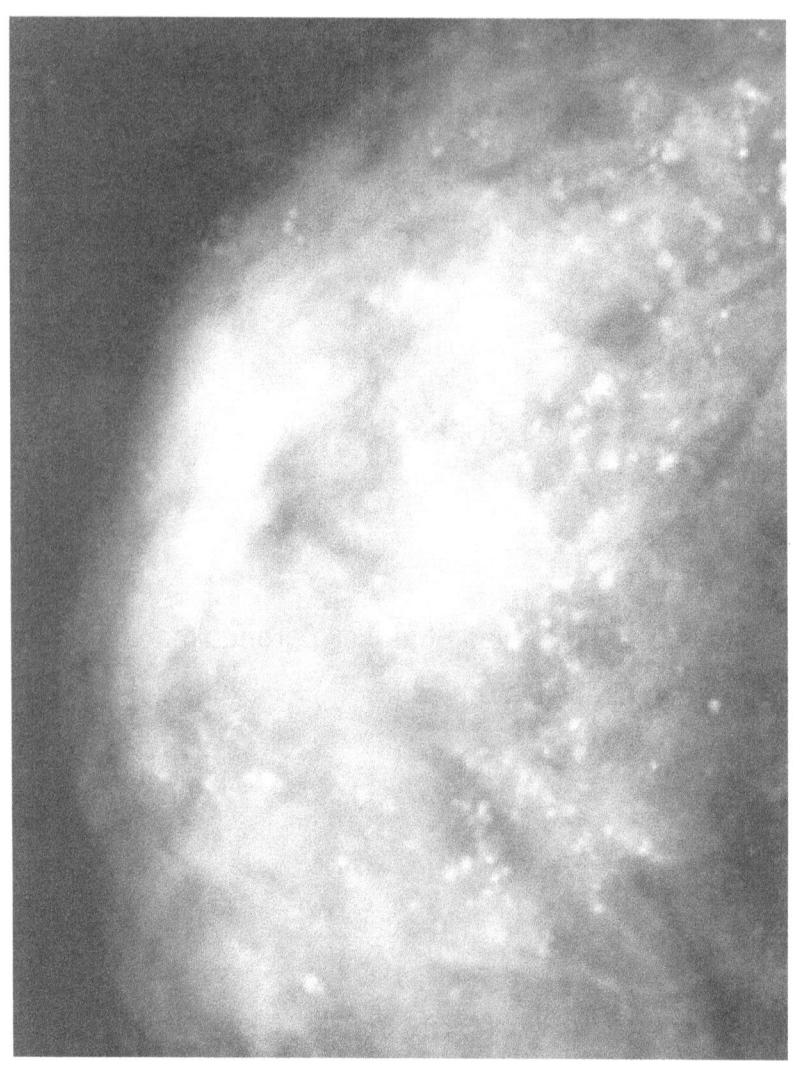

Figura 5.

Microcalcificaciones de distribución difusa.

(0.11MB).

**Estructuración del informe mamográfico**

- **A.**

*Indicación del estudio.* Describir si se trata de una mamografía de control, una recitación de un estudio de cribado, seguimiento de un CM...

- **B.**

*Breve descripción de la composición global de la mama.* Grasa, densa...Ayuda a valorar la posibilidad de que una lesión pueda estar oculta afectando a la sensibilidad de la prueba.

- **C.**

*Descripción de cualquier hallazgo significativo.*

- ·

Nódulo: tamaño/ morfología, contornos y densidad/ hallazgos asociados/ localización.

- ·

Calcificaciones: morfología/ distribución/ hallazgos asociados/ localización.

- ·

Distorsión de la arquitectura: calcificaciones asociadas / hallazgos asociados / localización.

- ·

Casos especiales: (retracción cutánea o del pezón, adenopatías axilares...) Calcificaciones asociadas/ hallazgos asociados/ localización.

La localización debe ser exhaustiva:

- Loc. por cuadrantes.
- Loc. horaria.
- Profundidad: anterior/medio/posterior.

- **D.**

Examen comparativo con los estudios precedentes.

- **E.**

*Impresión global.* Utilizando las categorías BI-RADS con la recomendación más adecuada.

## Manejo de las lesiones mamarias según el BIRADSBI-RADS 0: No concluyente por lectura incompleta

*Actitud:* necesitan realizarse pruebas de imagen adicionales y /o mamografías previas para comparar.

### BI-RADS 1: Mama normal

Se considera mama normal aquella en la que no se identifican hallazgos mamográficos comprendidos entre las categorías 2 y 5 de sospecha.

Dentro de esta categoría se incluyen los siguientes hallazgos mamográficos, siempre que las características sean típicas y no planteen dudas en cuanto a su naturaleza:

- Calcificaciones dérmicas.

- Calcificaciones vasculares.

- Microquistes liponecróticos.

- Ganglios linfáticos axilares con cambios grasos.

- Lesiones cutáneas con correlación exacta con la imagen mamográfica.

*Actitud*: Mamografía en 2 años.

## BI-RADS 2: Benigna (probabilidad de cáncer similar a la población general)

Se consideran hallazgos mamográficos o categoría 2 los nódulos y calcificaciones que cumplan los siguientes criterios:

### Nódulos

Quiste simple demostrado en estudio ecográfico.

Con contenido graso:

- Ganglio linfático intramamario. Con forma típica reniforme y un centro radiotransparente que corresponde al hilio graso. Tamaño <1cm.

- Quiste Oleoso: nódulo redondeado, oval o lobulado (R/O/L), de densidad completamente grasa (O) y contorno bien definido, que puede estar calcificada total o parcialmente (calcificación en cáscara de huevo).

- Hamartoma: nódulo de cualquier morfología, contorno bien definido (D) con cápsula periférica y densidad mixta (tejido adiposo y parénquima fibroglandular) (fig. 6)

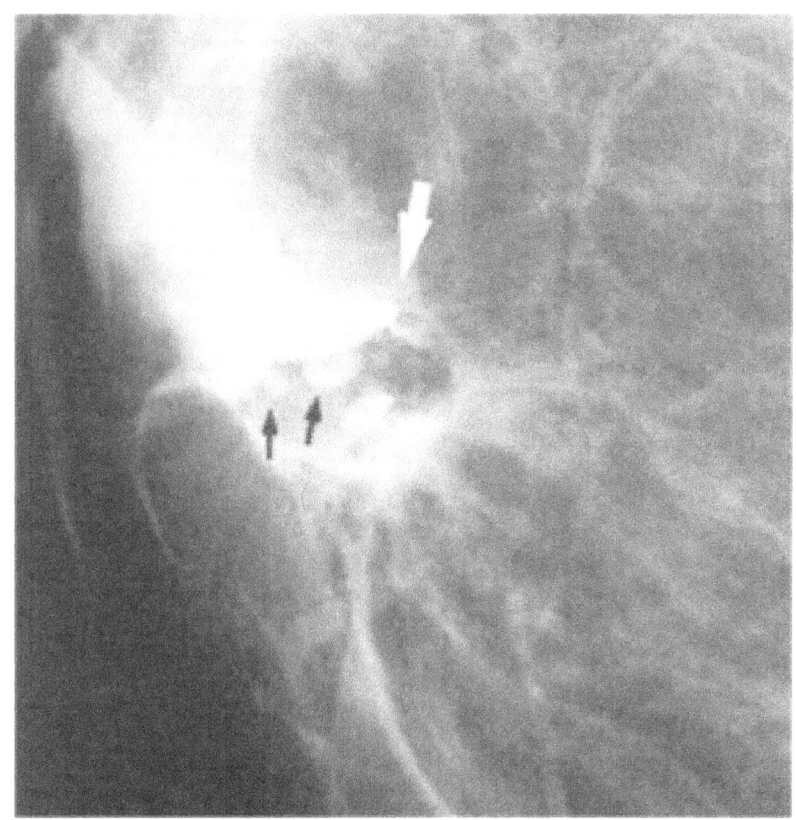

Figura 6.

Hamartoma (BIRADS 2).

(0.12MB).

- 
- 

Lipoma/galactocele: características BIRADS R/O/L/D de densidad completamente sana. Las características mamográficas son similares a las del quiste oleoso pero de mayor tamaño.

Calcificados:

- 
-

Fibroadenoma con calcificación típica: características BIRADS R/O/L/D y calcificaciones en palomita de maíz, groseras múltiples, calcificación completa o casi completa. No requiere más estudios de confirmación ni seguimientos especiales, ya que no existe incremento del riesgo de CM.

- 
- 

Calcificación periférica en "cáscara de huevo" (E): nódulo de morfología R/O/L, densidad grasa, inferior, similar o superior al parénquima y contorno bien definido (D) con calcificación lineal periférica.

- 
- 

Calcificación típica de papiloma: Nódulo de morfología R/O de contorno D y densidad inferior, similar o superior al parénquima y calcificaciones típicas "en mora".

Nódulo solitario: de morfología R/O/L, contorno D y densidad inferior al parénquima.

**Microcalcificaciones**

Todas las comprendidas en el grado de sospecha típicamente benignas.

*Actitud:* Mamografía en 2 años.

**BI-RADS 3: Hallazgos probablemente benignos. (< 2% de riesgo de malignidad)**

La categoría BI RADS 3 (lesión probablemente benigna) se usa para un grupo de lesiones de mama con criterios no definitivamente benignos de acuerdo a los estándares establecidos. La probabilidad de malignidad en estas lesiones es bajo (<2%). Para estas lesiones se recomienda un control a los 6 y 12 meses para valorar su estabilidad.

En la práctica, estas lesiones deben proporcionar la seguridad de aplicar lesión benigna en control con un menor coste que la biopsia percutánea o quirúrgica. Existe una amplia variabilidad de uso de esta categoría, y aunque el ACR une el hallazgo de lesión probablemente benigna a un control de corto intervalo, no siempre es lo que se hace para estas lesiones.

Según el BI-RADS, la aplicación tipo 3 no está indicada para lesiones indeterminadas, sino para lesiones que son ciertamente benignas. La versión más reciente no contempla una cierta actitud intuitiva y claramente define las calcificaciones y los márgenes de la masa y ayuda a excluir lesiones malignas de lesiones probablemente benignas. Además, la historia individual de la mujer y la existencia de lesión palpable puede incrementar el riesgo de malignidad por encima del 2%, con la consiguiente sugerencia de realizar biopsia percutánea[12].

Para establecer una categoría 3, se requiere una valoración inmediata, realizando proyecciones adicionales o ecografía.

El empleo adecuado de la categoría 3, requiere la realización de una auditoria del centro. La tasa de malignidad para los hallazgos mamográficos dentro de esa categoría debe ser <2%.

En lectura de mamografía de detección precoz, únicamente se considerarán probablemente benignos los siguientes hallazgos:

- Nódulo solitario: morfología R/O/L, contorno D y densidad similar al parénquima.

- Microcalcificaciones amorfas agrupadas.

- Densidad asimétrica focal: asimetría de tejido glandular visible en las 2 proyecciones con una morfología similar y sin contornos definidos.

- Asimetría ductal: densidad tubular o conducto solitario dilatado en localización retroareolar.

*Actitud recomendada por el sistema BIRADS*

Ver figura 7.

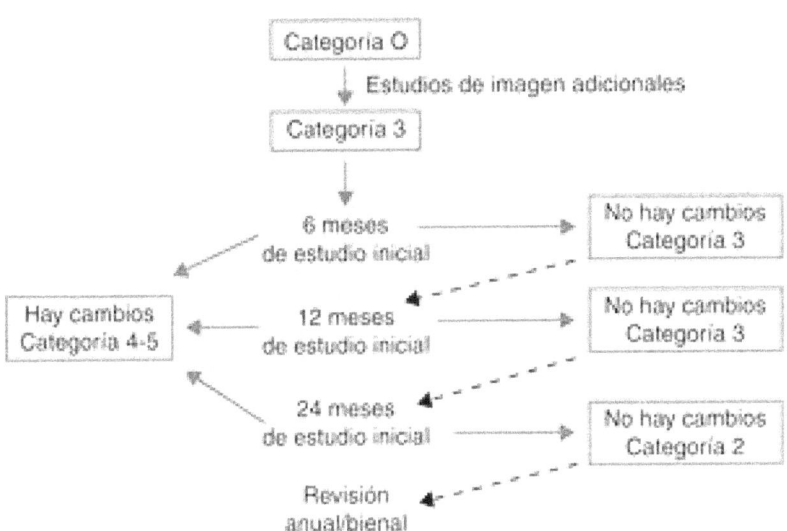

Figura 7.

Actitud recomendada por el sistema BIRADS.

(0.13MB).

Dos años de seguimiento se consideran suficientes para establecer diagnóstico de benignidad.

**BI-RADS 4: Probablemente maligna (valor predictivo positivo para cáncer entre 29-34% hasta 70%)**

Existe una división opcional de esta categoría:

- 

*Categoría 4-A:* hallazgo mamográfico que requiere biopsia pero con una baja sospecha de malignidad.

- 

*Categoría 4-B*: sospecha intermedia de malignidad.

-

*Categoría 4-C:* preocupación moderada, pero no clásica de malignidad (como en la categoría 5).

**Nódulos**

- 

Morfología irregular, densidad similar al parénquima y contorno microlobulado o mal definido.

- 

Morfología O/L con densidad similar o superior al parénquima y contorno mal definido o microlobulado (fig. 8)

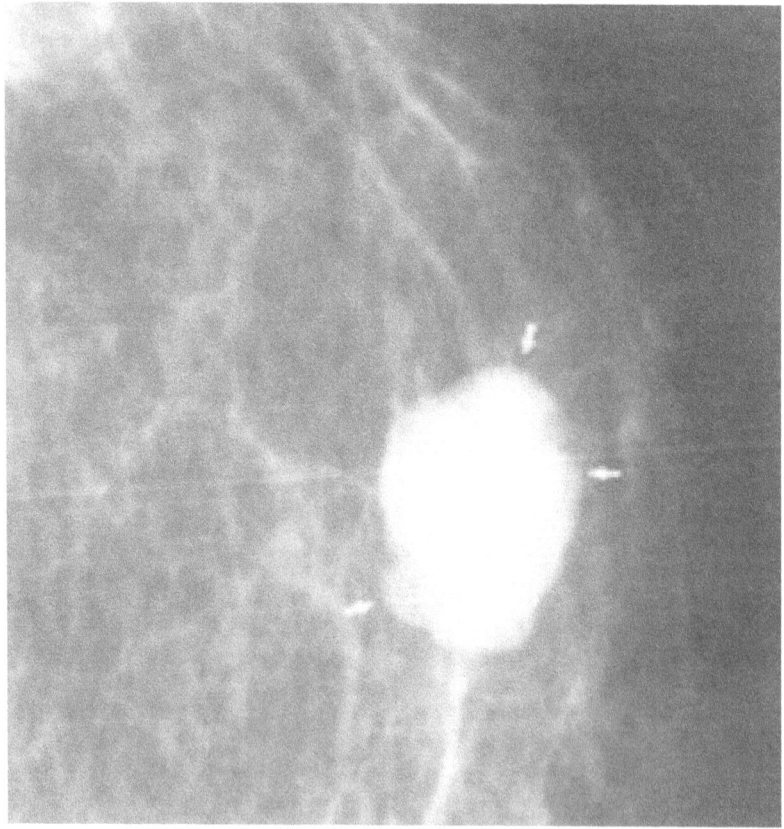

Figura 8.

Nódulo de forma lobulada, bien definido de densidad superior al parénquima.

(0.1MB).

- 

Morfología R, densidad superior a parénquima y contorno definido.

**Microcalcificaciones**

- 

Morfología heterogénea (pleomórfica) y cualquier distribución.

**Distorsión arquitectural**

- 

Pérdida de la arquitectura normal de la mama sin masa definida. Incluye espiculaciones irradiadas desde un punto y la retracción focal o distorsión del contorno del parénquima.

**Adenopatías axilares**

- 

Ganglios aumentados de tamaño y densidad, sin hilio graso identificable (fig. 9)

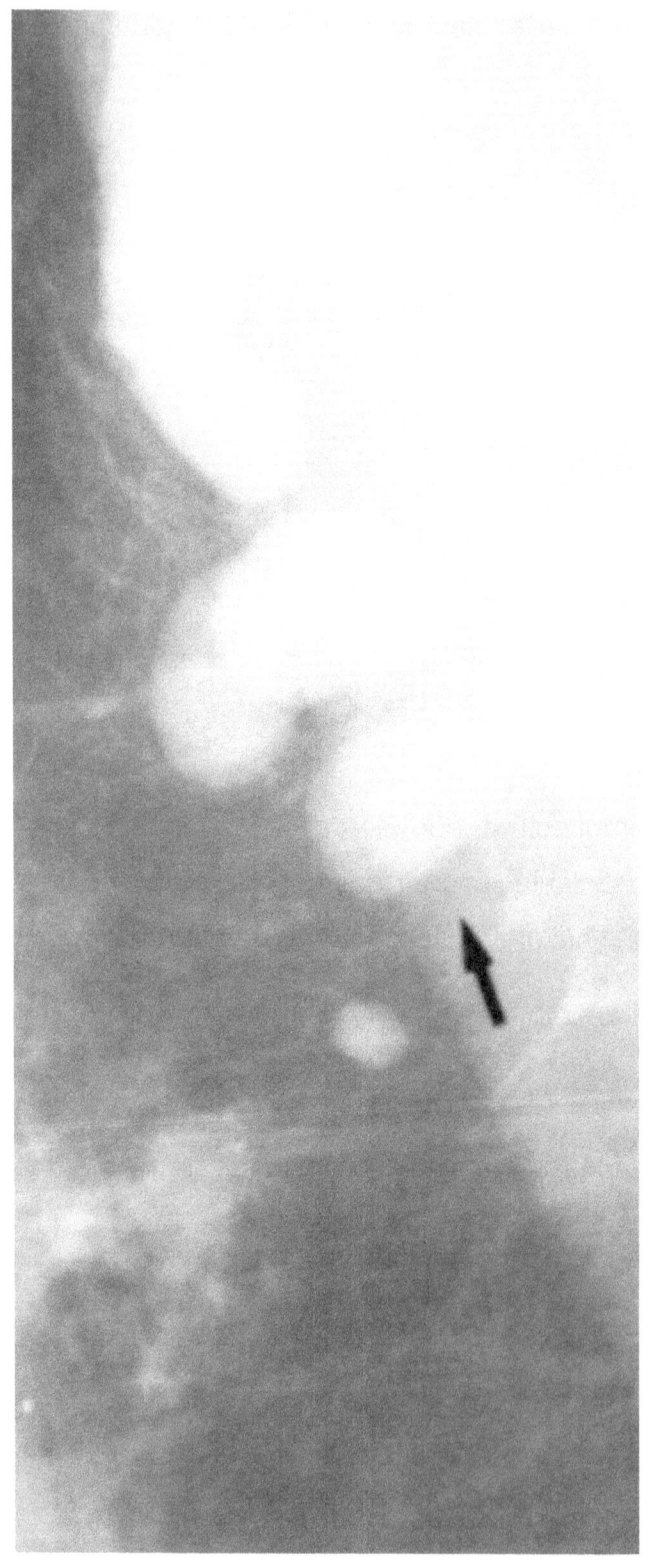

Figura 9.

Adenopatías axilares.

(0.08MB).

*Actitud:* Derivación Hospitalaria.

**BI-RADS 5: Altamente sugerente de malignidad (VPP para cáncer superior al 70%) (fig. 10)**

**Nódulos**

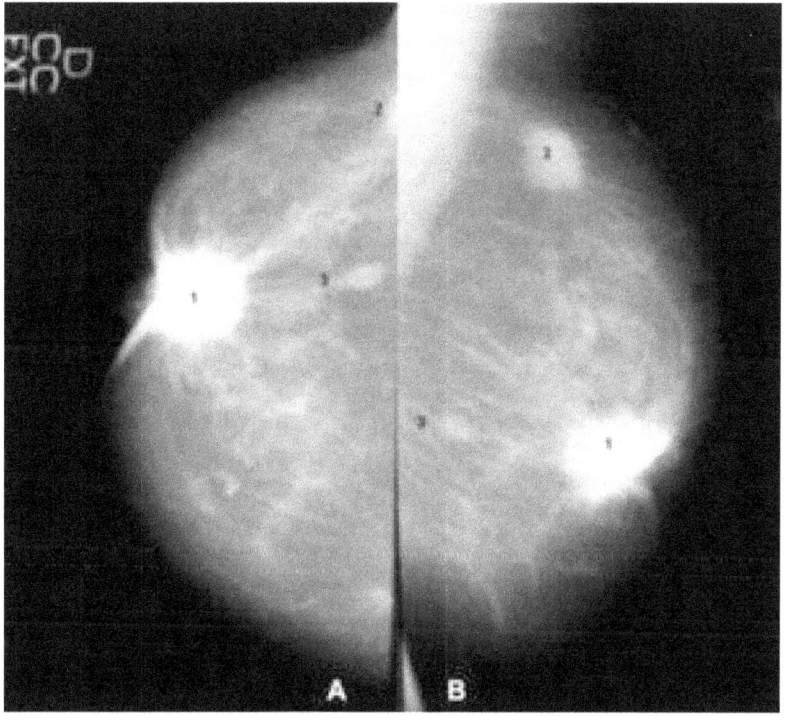

Figura 10.

Lesion BIRADS 5. Proyección cráneo-caudal (A) y proyección oblícua mediolateral (B) de una mama, con una lesión (1) nodular, retroareolar, de márgenes espiculados, de alta densidad, con retracción del pezón y calcificaciones irregulares y heterogéneas asociadas. Se identifican otras dos lesiones, la (2), de similares características, localizada en el cuadrante supero-externo (no se visualiza en su totalidad en la proyección cráneo-caudal). La lesión (3) es una lesión satélite de la 1. Se trata de un carcinoma multifocal.

(0.09MB).

- •

Morfología irregular, densidad superior al parénquima con cualquier contorno.

- •

Contorno espiculado, densidad igual o superior al parénquima, cualquier morfología.

- •

Contorno microlobulado o mal definido, densidad superior al parénquima y cualquier morfología.

**Microcalcificaciones**

Morfología lineal o ramificada, con cualquier distribución.

*Actitud:* Derivación hospitalaria.

**BI-RADS 6- Malignidad confirmada histológicamente, pero antes de iniciarse un tratamiento definitivo**

La razón de peso para incluir esta categoría es que los exámenes que merecen esta valoración son excluidos de la auditoria. Las auditorias que no incluyen estos exámenes mostrarán uno resultados falsamente elevados de tasas de detección de cáncer y de Valor Predictivo Positivo.

n 1971, se midieron los diferentes tiempos de relajación del tejido tumoral en comparación con el tejido normal. Mansfield y colaboradores describieron por primera vez tres muestras de tejido. Posteriormente, en 1982 se realizaron imágenes *in vivo* de 65 pacientes, incluyendo siete con cáncer, en una imán de 0.0045 Teslas (T).[1] En 1983, Yousef y colaboradores publicaron los resultados a partir de dos pacientes con cáncer de mama, utilizando un imán de 0.03 T e informaron sobre la reducida intensidad de señal en ambos carcinomas. A partir de 1983, se desarrollaron las bobinas específicas para mama. El lograr una mejor diferenciación entre lesiones benignas y malignas fue un gran desafío para los investigadores; así como el desarrollo posterior de una bobina de mama bilateral en un solo examen, preservando al mismo tiempo una buena relación señalruido. En 1997, se reportaron bobinas para métodos de intervención. Estos avances técnicos fueron seguidos por una fase de evaluación de diversas técnicas dinámicas, utilizando mediciones diferentes, secuencias y dosis.[1]

## ¿ INTRODUCCIÓN

La sensibilidad de la resonancia magnética (RM) para la detección del cáncer de mama es muy alta, siendo el valor de 90% el reportado en la mayoría de los estudios. Sin embargo, con respecto a la detección del carcinoma ductal *in* situ (CDIS), la sensibilidad de la RM varía entre 40% y 100%.[2] La especificidad de la RM reportada es de 37% a 100%. Esta relativa baja especificidad es una desventaja y se han propuesto rigurosos criterios para la interpretación de las imágenes. Permitiéndonos explorar dos conceptos para mejorar la especificidad. Primero, el análisis detallado de las características morfológicas de las lesiones con secuencias de alta resolución espacial y en segundo lugar, también podemos obtener los datos dinámicos derivados de patrones cinéticos, adicionando la información molecular (espectroscopía) y densidad celular (difusión).[3]

## ¿ CONSIDERACIONES TÉCNICAS

En la elección del equipo y otros componentes convergen dos requerimientos opuestos: la resolución espacial y temporal. La RM de mama es técnicamente exigente y se beneficia de estrategias de imagen avanzadas (imagen en paralelo), gradientes potentes (> 20 mT/m) y alto campo (> 1 T). Deben emplearse bobinas de superficie receptoras específicas para el estudio de las mamas.

## ¿ POSICIONAMIENTO

La paciente estará posicionada en decúbito prono, con los brazos situados a lo largo del cuerpo para aumentar la cobertura anatómica de la bobina y ayudar a minimizar los efectos del movimiento de la respiración. Las mamas quedan colgando libremente de la manera más completa y profunda dentro de las dos aberturas del soporte de bobina respectivas, con el pezón apuntando hacia abajo.

La cobertura anatómica en la dirección del grosor de corte debe incluir desde la región supraclavicular hasta el pliegue inframamario. El estudio deberá incluir ambas mamas.

## ¿ EQUIPO

### A) BOBINAS

Las bobinas de mama se componen de matrices con un diseño geométrico que proporciona alta señal-ruido (SNR), sobre la zona que cubre las dos mamas, con una extensión más allá de la pared torácica y regiones axilares. El desarrollo de bobinas tipo *phase-array* proporciona la adquisición de mejores imágenes en función de la optimización señal/ruido, siendo ideal en el estudio de mama. Estas permiten la utilización de un campo de visión de *field of view* (FOV, por sus siglas en inglés) menor, sin pérdida de calidad de imagen directamente relacionada con el número de canales.

Las bobinas empleadas actualmente son de superficie y pueden presentar de cuatro a 32 canales, ya existen bobinas con un mayor número de canales en desarrollo que proporcionarán un mejor plano de resolución tridimensional de imagen.[4]

Las bobinas deben ser cómodas para la paciente, es preciso utilizar una bobina de mama con capacidad de localización y acceso abierto a la mama para realizar marcajes con agujas y biopsias guiadas por RM.[5]

## B) RESONADOR

Varios protocolos de RM de mama pueden ser utilizados para obtener imágenes de calidad aceptable. La mayoría de los estudios reportados se han realizado en resonadores de 1.5 T. Las recomendaciones actuales por norma aceptan imágenes de 1.5 T o mayores, ya que la mayor intensidad de campo permite la adquisición de imágenes de alta resolución, con una adecuada relación SNR y permite el uso de supresión grasa. Las imágenes del resonador de 3.0 T proporcionan una oportunidad mayor para mejorar el SNR, el aumento de la resolución de la imagen y una adquisición más rápida.[6]

## C) ADQUISICIÓN DE IMÁGENES

No se dispone de una técnica estandarizada para efectuar una RM de mama. Se dispone de muchas técnicas que se usan ampliamente en función de las capacidades del equipo y de los programas informáticos, al igual que las preferencias personales. No obstante, existe una serie de requisitos técnicos mínimos que han de cumplirse cuando se considera un protocolo.[7]

Las técnicas de alta resolución espacial favorecen el análisis morfológico, de márgenes y el interior de las lesiones. Para evaluar los patrones de realce, se utiliza una adquisición rápida con una alta resolución temporal. Es importante lograr un contraste óptimo entre las lesiones de mama y el tejido glandular-graso circundante.[7]

Habitualmente se utilizan FOV para imágenes de mama unilateral de 16-20 cm, mientras que para imágenes bilaterales el campo de visión aumenta de 30-35 cm, con una matriz de 512 x 256 (dependiendo de la secuencia y plano de corte).[8]

La obtención de imágenes paralelas aplicada a la RM de mama permite una resolución tanto espacial como temporal, de modo que no es necesario sacrificar ninguna de las dos. Incluso para los que prefieren imágenes bilaterales axiales, las técnicas de obtención ofrecen ventajas y es probable que en el futuro se conviertan en las técnicas de referencia.

D) SECUENCIAS

Existen innumerables variaciones en los protocolos de imagen descritos en la literatura médica.

— T1 con contraste: todos los protocolos tienen en común la valoración de la lesiones en la secuencia T1 GRE 3D (20/4.5; ángulo de basculación, 30°-45°, espesor de corte de ≤ 3 mm), con adquisiciones antes y después de la administración intravenosa de material de contraste, con la dosis habitual de 0.1 mmol/Kg inyectado como bolo y seguido de una infusión de 10-20 mL de solución salina. Esta secuencia se considera básica y con alta resolución, de manera que las características morfológicas sean claras.[9] Los lineamientos de la ACR, fomentan el uso de técnicas de supresión grasa para aumentar el contraste entre el reforzamiento y el tejido sin realce. Así como el uso de técnicas de sustracción entre las imágenes pre y poscontraste. Nos permite evaluar la intensidad de señal de lesiones sólidas, en donde la mayoría de cánceres de mama son hipointensos en secuencia T1 pre contraste.

— T2: potenciada en T2 (*Fast* o Turbo) *Spin Echo* (tiempo de repetición ms/ms tiempo de eco 4 000/90, espesor de corte de 3 mm). Se utiliza para caracterizar las mamas y cualquier tipo de lesión. En esta secuencia, si se observa hiperintensidad de señal dentro de la lesión es muy sugestiva de histología benigna.[10] Sin embargo, la intensidad de la señal en T2 no es confiable predictor de benignidad, cuando la lesión presenta morfología irregular o bordes espiculados.

Nos permite evaluar la intensidad de señal de lesiones sólidas, en donde la mayoría de cánceres de mama son hipointensos.

— STIR: (*Short I Inversion Recovery*) es una alternativa a las secuencias T2 FSE, cuando se quiere suprimir la señal grasa y no presenta los requerimientos de homogeneidad de campo necesarios para las secuencias T2 con supresión grasa.

— MIPs: (*intensidad máxima de proyección*) se genera normalmente para demostrar la distribución y patrones de realce.[11]

— Espectroscopia: en la RM, la información sobre la composición química de una lesión puede evaluarse con espectroscopia (ERM), que proporciona información bioquímica sobre el tejido que se está valorando.[12] El valor se basa en la detección de niveles elevados de los derivados de la colina, en conjunto denominados (TCho), marcador tumoral cuya presencia e incremento en la concentración del metabolito se presenta en el cáncer de mama y se comporta como un desplazamiento químico ascendente con un cambio porcentual de (3.2 ppm partículas por millón), registrándose de forma gráfica (**Figura 1**).[13] La ERM mejora la especificidad de la RM, ayuda a una mejor diferenciación de lesiones benignas, malignas y disminuye el número de biopsias innecesarias, sin comprometer el diagnóstico de cáncer de mama. Presenta una sensibilidad del 70% a 96% y una especificidad del 67% a 100%. Además de usarse para el diagnóstico del cáncer de mama, también es de utilidad en la monitorización de la respuesta a la quimioterapia en lesiones de 1.5 cm, con una sensibilidad del 89% y especificidad del 100%. En la actualidad, la ERM de mama está disponible en diversos aparatos de 1.5 T y puede analizarse una lesión de 1 cm, colocando manualmente la región de interés (ROI) en la lesión y en esta área puede examinarse el contenido químico. Habitualmente, puesto que las lesiones en la RM se visualizan como un realce, debe efectuarse después del contraste[13,14] (**Figura 1**).

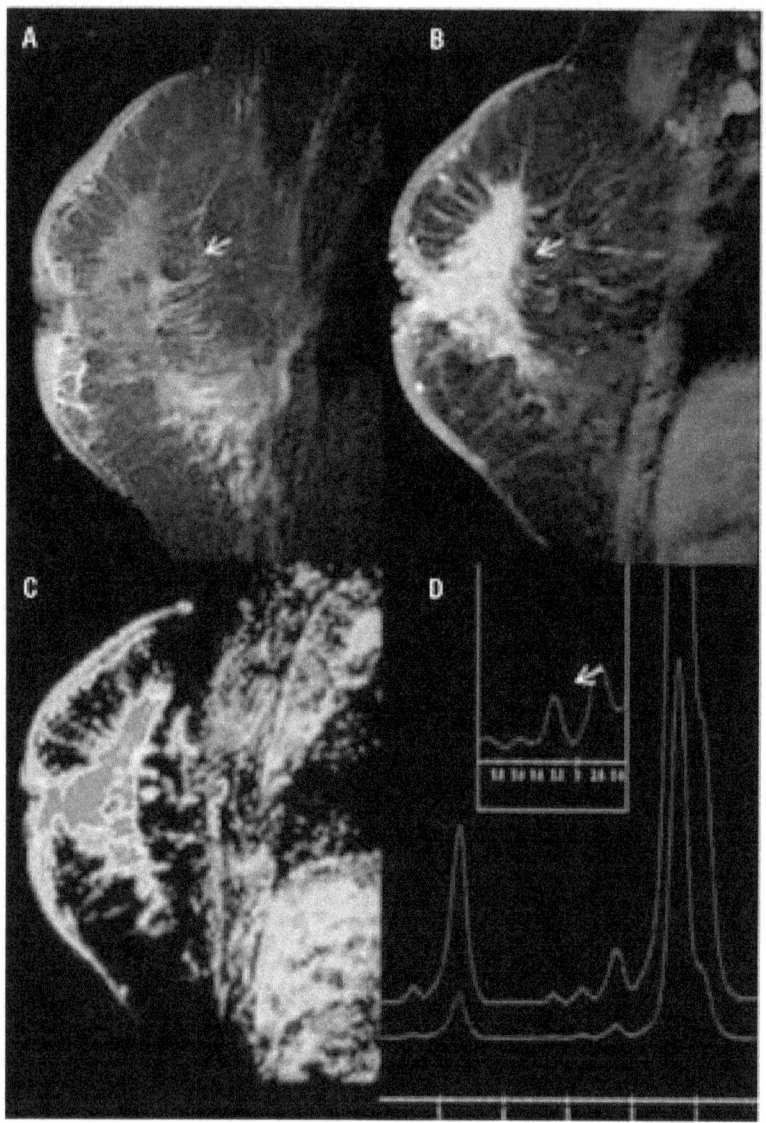

Figura 1. Femenina de 45 años, sin antecedentes familiares que inicia con autodetección de nódulo en mama derecha, asociado a engrosamiento e hiperemia de la piel de un mes de evolución, con crecimiento progresivo y diagnóstico de CDI y CDIS. A) Secuencia T1 sin contraste, corte sagital de mama derecha que muestra engrosamiento e hiperintensidad de la

piel, así como tejido glandular distorsionado. B) T1 con gadolinio muestra reforzamiento difuso y heterogéneo con áreas de distorsión (flecha). C) Mapa de color que muestra el reforzamiento, no masa difuso en color rojo. D) Espectroscopia positiva con pico de colina de 3.2 ppm.

— Curvas cinéticas de reforzamiento: la densidad microvascular de las lesiones malignas juega un papel importante, en la determinación de la tasa inicial de absorción media de contraste y la heterogeneidad de realce del tumor. Las características de los vasos de los tumores son únicas e incluyen un mayor volumen de sangre, formación de corto circuitos arteriovenosos, incremento de la presión intersticial y mayor permeabilidad capilar. Los patrones dinámicos de captación de contraste se dividen en tres tipos: inicialmente se divide la curva cinética de captación en fase inicial y tardía.[15,16]

1. *Fase inicial de realce*: se refiere al incremento en intensidad de señal dentro de los primeros dos minutos, después de la inyección de contraste intravenoso, o cuando la curva empieza a cambiar, de acuerdo al incremento de señal en porcentaje. Si está incrementada del 50% a 60% corresponde a "lento", del 60% a 100% "medio" y del 100% o más es "rápido", lo que es más cualitativo que cuantitativo (**Figura 2**).

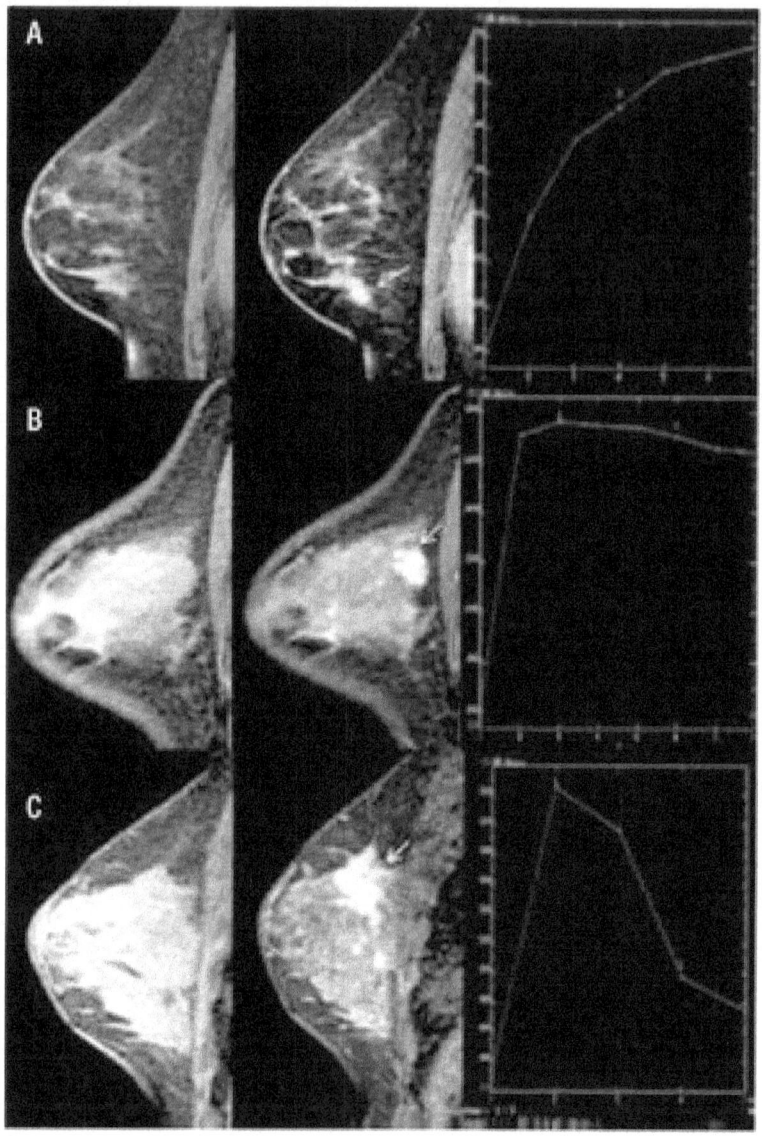

Figura 2. A) Femenina de 47 años de edad, izquierda a derecha, secuencia T1 sin contraste con zona de distorsión en CII en mama izquierda, en secuencia T1 con contraste presencia de reforzamiento focal heterogéneo, mostrando curva dinámica tipo I con diagnóstico de papilomatosis. B) Femenina de 39 años de edad, izquierda a derecha,

secuencia T1 sin contraste no se observa lesión, secuencia T1 con contraste nódulo de morfología y bordes irregulares con reforzamiento heterogéneo en CSE (flecha), mostrando curva dinámica tipo II con diagnóstico de CDI. C) Femenina de 44 años de edad, izquierda a derecha, en secuencia T1 sin contraste retracción del tejido glandular en CSE, secuencia T1 con contraste muestra nódulo irregular de bordes espiculados con reforzamiento heterogéneo multifocalidad y multicentricidad (flecha), mostrando curva dinámica tipo III con diagnóstico de CDI y CLI.

2. *Fase de reforzamiento tardío*: se refiere a la curva de intensidad de señal, después de los dos minutos posteriores a la administración de contraste, o después de que la curva comienza a cambiar. Se describe como "persistente" cuando existe (aumento continuo de realce), "meseta" cuando la intensidad de señal se mantiene constante después del pico inicial, "lavado" o *washout*, la cual muestra un lavado rápido o pérdida > al 10% de intensidad de señal máxima (**Figura 2**).

Es de vital importancia que el análisis cinético se obtenga sólo de la parte del tumor no necrótica, tiene una sensibilidad de 85% a 99% y especificidad del 40% a 80% en la detección de lesiones mamarias. El patrón de realce tipo I se asocia generalmente con un hallazgo benigno (83% benigna, 9% maligno). El patrón de realce tipo II tiene una sensibilidad del 42.6% y una especificidad de 75%, para detección de malignidad. El patrón tipo III generalmente no se observa en lesiones benignas y tiene una especificidad del 90.4%.[17]

— Difusión: se ha convertido en una importante técnica para la detección de tumores de mama, y la distinción entre lesiones benignas y malignas. La difusión se basa en el movimiento aleatorio de las moléculas de agua en los tejidos, este movimiento se ve afectado por el microambiente y la presencia de barreras. El movimiento de las moléculas de agua es más restringido en los tejidos con una alta densidad celular (por ejemplo, tumor), o con las membranas celulares lipofílicas actuando como barreras tanto en el espacio extracelular y espacios intracelulares. Como se describió anteriormente, la hiperintensidad de señal en las imágenes de difusión refleja la limitada difusión de las moléculas de agua en el tejido maligno con celularidad alta. Para cuantificar la difusión se utiliza el valor de coeficiente de difusión aparente (ADC). El computador calcula el ADC de cada pixel de la imagen, y lo muestra como un mapa paramétrico en color o en escala de grises. Manualmente, es posible dibujar un ROI sobre la imagen y así obtener el valor numérico de ADC para un determinado tejido, en la actualidad no existe un estándar numérico para cada valor, porque no hay consenso sobre los parámetros técnicos. Muchos estudios han demostrado una correlación inversa entre la celularidad del cáncer de mama y el valor de ADC.[17] La difusión tiene una sensibilidad del 90% y especificidad del 95.5%, para la detección de lesiones. Una de las aplicaciones de la difusión en oncología ha surgido de la evidencia de que es posible predecir la respuesta a quimioterapia neoadyuvante de algunos tumores, en base a las mediciones de ADC, demostrando que una alza del valor al iniciar el tratamiento predice un mejor resultado final en términos de volumen tumoral.

Otra de sus aplicaciones es detectar enfermedad residual. También tiene las ventajas de ser un examen de tiempo corto y no necesita medio de contraste.[18,19]

## ¿ TERMINOLOGÍA ACR BI-RADS RESONANCIA MAGNÉTICA

El diagnóstico por RM consiste en la descripción de dos grandes categorías: morfología y características cinéticas de las lesiones. El ACR creó un léxico de RM de mama (BI-RADS, *Breast Imaging Reporting and Data System*), que es un sistema de reporte para estandarizar el lenguaje de interpretación.

Morfológicamente, las lesiones se pueden separar en foco/focos, masa y reforzamiento no masa[20] (**Figura 3**).

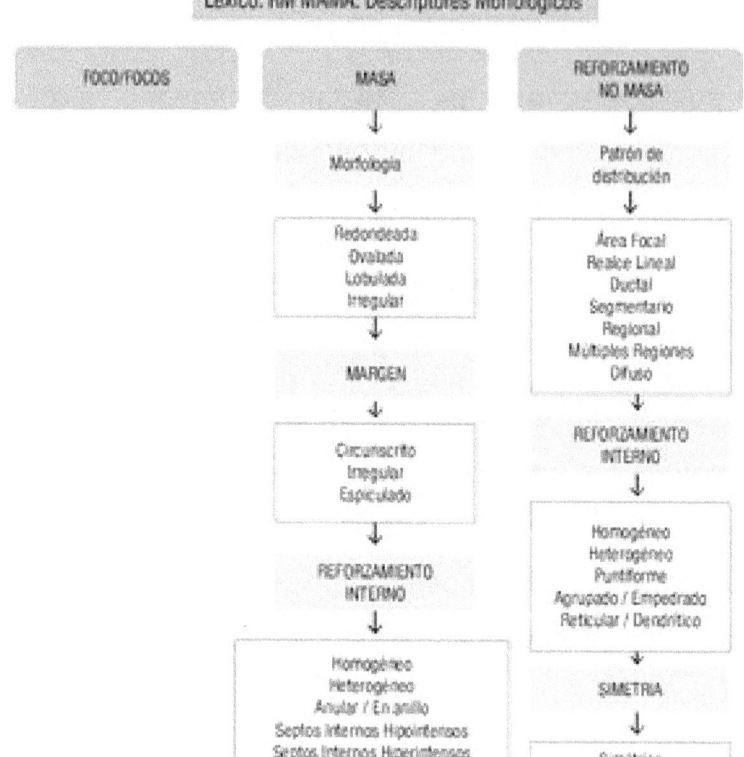

Figura 3. Descriptores morfológicos por RM de mama, en base al BI-RADS (ACR).

a) Foco/focos: punto de reforzamiento < 5 mm, que no puede caracterizarse de otra forma, su morfología y márgenes no se aprecian con claridad para describirse de otra forma. Focos: múltiples captaciones puntiformes separadas ampliamente por tejido normal o grasa en pequeñas áreas, sin corresponder a conglomerados. La probabilidad de malignidad en lesiones < 5 mm es de 2.3%.

b) Masa: es una lesión ocupante de espacio tridimensional ≥ 5 mm, habitualmente única, a la cual se le estudia su morfología, margen y reforzamiento interno (**Figura 4**).

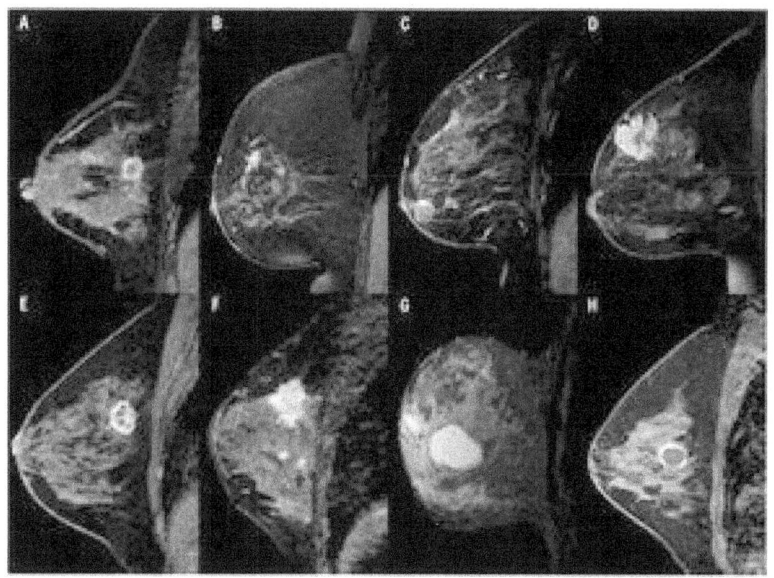

Figura 4. A) Femenina de 47 años con nódulo de margen irregular y reforzamiento anular por CDI. B) Femenina de 52 años con nódulo irregular de bordes espiculados y reforzamiento heterogéneo en CDI. C) Femenina de 69 años con nódulo ovalado, de bordes circunscritos y reforzamiento anular con resultado de fibroadenoma. D) Femenina de 43 años con nódulo irregular, con reforzamiento heterogéneo e hipointenso en el centro por necrosis en CLI. E) Femenina de 48 años con nódulo de morfología irregular y septos hipointensos internos, en CDI con patrón sarcomatoide y CDIS de alto grado. F) Femenina de 44 años con nódulo de morfología y bordes irregulares, con reforzamiento heterogéneo en CA mixto (CDI y CLI). G) Femenina de 61

años con nódulo lobulado, circunscrito hiperintenso en secuencia T1 y T2 en relación a quiste simple. H) Femenina de 41 años con nódulo redondo, circunscrito con reforzamiento anular en quiste complicado.

1. *Morfología*: formas de presentación de las lesiones. a) Redondeada: circular. b) Ovalada: esférica u ovoidea. c) Lobulada: ondulada o festoneada, si no muestra reforzamiento es probablemente benigno (valor predictivo negativo VPN 100%) o si muestra reforzamiento moderado o marcado (VPN 67%). d) Irregular: no se puede caracterizar en ninguna forma geométrica habitual y presenta un VPP del 97% para malignidad.[20,21]

2. *Margen*: se refiere a la interfase de contraste del tejido mamario circundante. Los márgenes de las masas son la característica más confiable para distinguir entre procesos benignos y malignos. El análisis óptimo se recomienda realizarlo en las primeras imágenes dinámicas antes del lavado. a) Circunscrito: se encuentra claramente definido, es característico de lesiones benignas con un VPN 95%. b) Irregular: borde mal definido, indistinto o borroso que tiene un VPP de 22% a 39% de malignidad. Se correlaciona con tumores que muestran un patrón de crecimiento infiltrativo. c) Espiculado: la lesión se caracteriza por líneas radiales que se extienden desde los márgenes de la masa, presenta un VPP de 84% a 91%,[17] su presentación sugiere invasión del tejido circundante y es altamente indicativo de carcinoma invasivo.[20,22,23]

3. *Características del realce interno:* hace referencia al patrón de captación en el interior de la estructura anormalmente realzada. Muchos cánceres invasivos que no muestran ningún tipo de reforzamiento se debe a que su tamaño es pequeño, o tienen un menor componente invasivo. La ausencia de reforzamiento tiene un alto VPN de malignidad (88%-96%). Entre los tumores sin reforzamiento, aproximadamente el 48% corresponden a CDIS.[22,24] a) Homogéneo: realce uniforme y confluente. Se ha reportado un VPP de 87% para la enfermedad benigna, cuando persiste el realce de estas características hasta la fase tardía. b) Heterogéneo: el realce no es uniforme y presenta intensidades de señal variables. Su frecuencia de presentación en el cáncer de mama es > 90%, incrementándose al asociarse a masas con márgenes espiculados. c) Reforzamiento en anillo: captación más pronunciada en la periferia de la masa, se correlaciona con el diagnóstico de cáncer con un VPP de 84%,[17,21] tiene una prevalencia del 16%. d) Septos internos hipointensos: presencia de líneas internas sin reforzamiento, por presencia de bandas fibrosas internas. Ha demostrado ser predictivo de benignidad (VPN 98%). e) Septos internos hiperintensos: líneas que captan contraste dentro de una masa. Se ha reportado un VPP de 97% para malignidad. f) Realce central: la captación es más intensa en el centro, se ha reportado un VPP de 100% para malignidad.[17,23,24]

c) Reforzamiento no masa: es la captación de un área sin que se defina un nódulo. Se incluyen patrones de captación que pueden afectar tanto pequeñas zonas como áreas extensas, cuyas características del realce interno pueden describirse como un patrón diferente al de zonas normales del parénquima mamario **(Figura 5)**.

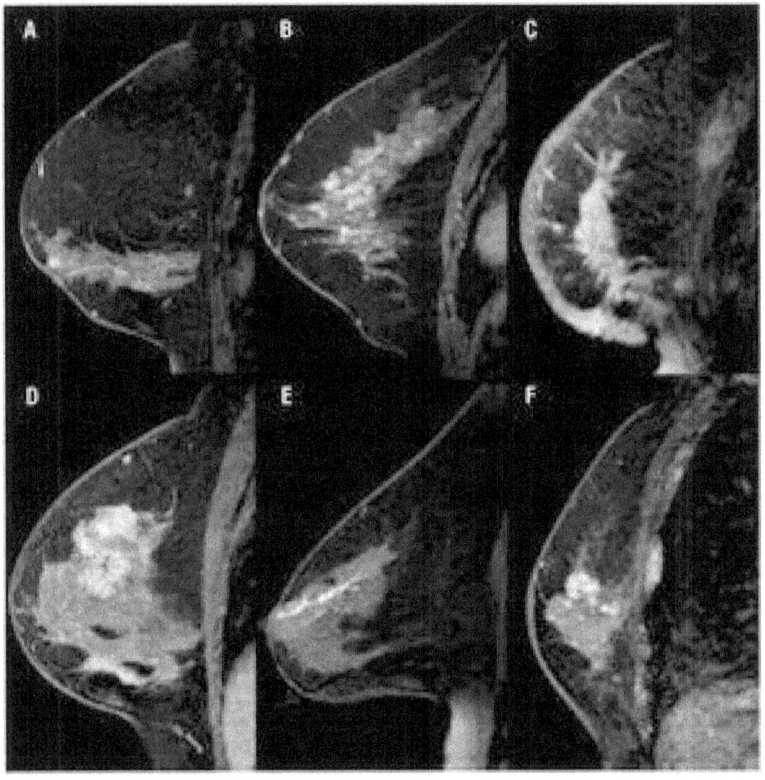

Figura 5. A) Femenina de 64 años con reforzamiento segmentario y heterogéneo en CDIS. B) Femenina de 45 años con reforzamiento en empedrado heterogéneo por cambios fibroquísticos. C) Femenina de 60 años con reforzamiento difuso y heterogéneo en CDI. D) Femenina de 50 años con reforzamiento regional heterogéneo en CDI. E)

Femenina de 64 años con reforzamiento ductal logrando observar algunas ramificaciones en CDI. F) Femenina de 75 años con reforzamiento focal heterogéneo con CLI.

1. *Distribución*: a) Área focal: captación en una zona delimitada, de pequeño tamaño < 25% del volumen de un cuadrante, con tejido glandular normal adyacente. En mujeres premenopáusicas puede presentarse este reforzamiento, y debe considerarse la posibilidad de repetir la RM entre los días siete y 14 del ciclo. Si se encuentran múltiples áreas focales y son bilaterales tiene mayor probabilidad de estar condicionadas por el reforzamiento fisiológico parenquimatoso. b) Reforzamiento lineal: captación alargada que no corresponde a un conducto, en las reconstrucciones 3D la captación puede ser de morfología laminar. Existe mayor probabilidad de benignidad si el realce es homogéneo, si es heterogéneo se asocia a malignidad en un 69%. c) Reforzamiento ductal: realce alargado que muestra orientación al pezón, puede ramificarse y corresponde a un conducto, se ha reportado un VPP de 24% a 85% para malignidad. d) Reforzamiento segmentario: zona triangular de realce con el vértice orientado hacia el pezón, que se asemeja a un conducto con sus ramificaciones. Sugiere involucro de uno o múltiples segmentos del sistema ductal. Se asocia con una probabilidad del 78% de cáncer.

Se presenta en el CDIS con una frecuencia de (40-55%). e) Reforzamiento regional: realce de un gran volumen de tejido > 25% de un cuadrante, sin que exista una distribución ductal, o realce geográfico; si se asocia a un realce moderado a intenso tiene un VPP de 59% de malignidad.[23] Se ha encontrado con un patrón micronodular tanto en lesiones benignas (enfermedad fibroquística) y malignas (CDIS). f) Múltiples regiones de realce: realce al menos de dos o más volúmenes de gran tamaño de tejido, sin que exista una distribución ductal, varias zonas de realce geográfico, con apariencia fragmentada. Si es homogéneo, simétrico y puntiforme existe mayor probabilidad de ser benigno. g) Realce difuso: se encuentra distribuido en todo el tejido mamario. Mujeres premenopáusicas, cambios fisiológicos y tratamientos del cáncer pueden mostrar un realce de fondo.

Un realce unilateral requiere de evaluación adicional.[17,22,23]

2. *Patrones de reforzamiento interno*: La distribución tiene mayor valor predictivo de malignidad que el realce interno. a) Realce homogéneo: realce uniforme, tiene un 67% de asociación a cáncer.[23] b) Realce heterogéneo: realce sin comportamiento uniforme distribuido al azar, separado de zonas de parénquima normal a graso, tiene un 53% de asociación a cáncer. Incrementa su valor predictivo de malignidad si se asocia a los tipos de distribución lineal (26%-84%), segmentaria (16%-78%), regional (21%-47%) y a un área focal (3%-69%).[24] c) Reforzamiento puntiforme: focos de realce, de aspecto granular que se presentan con mayor probabilidad en lesiones benignas. Cuando existe distribución ductal y segmentaria se asocian a lesiones malignas (CDIS). d) Reforzamiento agrupado o en empedrado: reforzamiento

de áreas agrupadas confluentes entre sí, presenta un VPP del 35%-53% con mayor frecuencia de (CDIS). e) Reforzamiento retricular/dentrítico: realce de morfología digitiforme que se extiende hacia el pezón, este patrón se visualiza en mujeres con mamas en involución. El patrón anómalo de este realce muestra un engrosamiento y distorsión del tejido de sostén, así como retracción de los haces de tejido fibroglandular normales, visualizándose áreas de captación anómala desestructuradas y engrosadas.[17,22-24]

3. *Simetría/asimetría:* a) Simétrico: realce en ambas mamas (imagen en espejo). Debe mencionarse cuando se efectúan estudios bilaterales. b) Asimétrico: mayor realce en una mama al comparar con la contralateral.[25]

d) *Hallazgos asociados*: pueden aumentar el grado de sospecha de cáncer de mama, si se detectan junto con otros signos y son importantes sobre todo si pueden llegar a modificar el planteamiento quirúrgico o la estadificación.

Retracción o inversión del pezón, hiperintensidad ductal precontraste, retracción cutánea, engrosamiento cutáneo, infiltración cutánea, edema, engrosamiento trabecular, adenopatías, invasión del músculo pectoral, invasión de la pared torácica, hematoma/sangrado, ausencia de señal anormal, ausencia de señal debido a artificios.

## ¿ REALCE RELACIONADO CON LOS NIVELES HORMONALES

El realce de fondo hace referencia al contraste normal del tejido mamario. En general, es bilateral, simétrico y difuso, sin embargo, en ocasiones puede ser focal, regional y/o asimétrico, es una combinación tanto del volumen de tejido que se realza como de la intensidad de realce.

Evaluado volumétricamente se describe como "mínimo" menos del 25% del tejido glandular, "ligero" (25-50%), "moderado" (50-75%) y "destacado" (más del 75%). Por esta razón, para los exámenes electivos (es decir, cribado en mujeres de alto riesgo), es preciso realizar el estudio en la segunda semana del ciclo menstrual (días siete a 14), con el objetivo de reducir a un mínimo el problema del realce de fondo.[26]

En el informe debe incluirse su descripción, porque indica la probabilidad de que el radiólogo que interpreta las imágenes pueda distinguir un realce ligero o sutil.

## ¿ INDICACIONES DE RESONANCIA MAGNÉTICA DE MAMA

*—Cribado para pacientes de alto riesgo*

Uno de los factores de riesgo más importantes en el cáncer de mama son los antecedentes familiares, su relación se estima en aproximadamente un 10% a 15% de los casos. Una importante recomendación sobre la RM de mama es el cribado de pacientes consideradas de alto riesgo, es decir, las que presentan un riesgo de desarrollar cáncer de mama de por lo menos un 20% a 25% o mayor.

De los métodos disponibles, se ha demostrado que la RM es el más prometedor, sobre todo debido a las capacidades de alta resolución, documentación completa del examen y la posibilidad de detectar pequeños cánceres invasivos con ganglios negativos.

El uso de la RM de mama en la población de alto riesgo se limita a las mujeres con mutaciones documentadas en el gen BRCA-1 o BRCA-2, o aquellas con un miembro de la familia que es portador documentado pero no examinado, cualquier mujer cuyo riesgo durante la vida es de más del 20% a 25% (según lo definido por el modelo estadístico BRCA-PRO u otros modelos dependientes de los antecedentes familiares), mujeres con antecedentes de radioterapia con técnica de irradiación de tipo Mantle, y mujeres con síndromes como el de Li-Fraumeni, Cowden y Bannayan-Riley-Ruvalcaba. Las mujeres portadoras de mutaciones BRCA-1 y 2 son un grupo de alto riesgo, las cuales pueden desarrollar hasta en un 70% cáncer de mama durante la vida, el tiempo de duplicación de las lesiones es mucho más corto (de 40-50 días), que en pacientes no portadoras (80 días) y el fenotipo molecular más prevalente es el triple negativo, de peor pronóstico. El inicio del cáncer de mama hereditario tiene lugar más precozmente, que los casos esporádicos y la prevalencia de bilateralidad es alta.[27,28]

— *Evaluación de pacientes con implantes mamarios*

La RM tiene dos indicaciones en la paciente con prótesis de mama: detección de ruptura de la prótesis y detección de un cáncer de mama, en pacientes en quienes las prótesis impiden la visualización correcta del tejido mamario, sobre todo si el implante se colocó a nivel retroglandular o prepectoral. En pacientes con prótesis de mama y dificultad para ver el tejido glandular con mamografía, que se requiera descartar un cáncer de mama, la ecografía y la RM pueden ser útiles.

Por lo tanto, la RM debe ser considerada como el método de elección para la ayuda en el diagnóstico de cáncer de mama en este subgrupo de mujeres[27,29] (**Figura 6**).

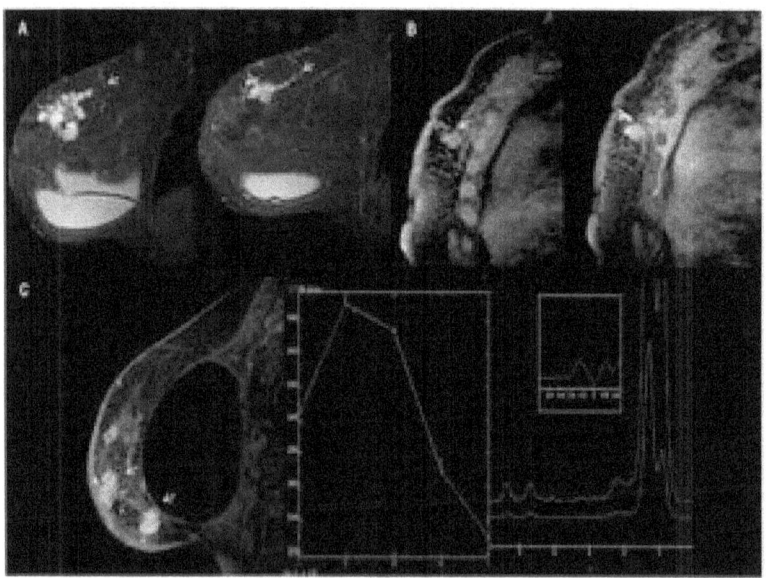

Figura 6. A) Femenina de 27 años con CDI con estadio clínico IIIB, que recibe quimioterapia, en secuencias T1 con contraste y cortes sagitales se muestra reforzamiento no masa heterogénea en CSE, con respuesta parcial al tratamiento. B) Femenina de 46 años con antecedente de mastectomía ocho años previos a nueva RM, con cortes

sagitales mostrando en T1 con contraste reforzamiento en sitio de mastectomía implante nodulares (flechas), infiltración de pared costal, pleura parietal y región axilar en relación a enfermedad recidivante por CDI y CLI. C) Femenina de 72 años con implantes, en imágenes de RM de izquierda a derecha, se observa secuencia T1 con contraste observando nódulos irregulares con reforzamiento heterogéneo dispersos en toda la mama, asociados a engrosamiento y reforzamiento de la piel de predominio en CII (flechas), mostrando curva dinámica tipo III y espectroscopia positiva.

## ¿ ESTADIFICACIÓN DEL CÁNCER

El objetivo principal de la evaluación preoperatoria por imagen de la mama con cáncer, es saber evaluar con precisión la extensión de la enfermedad. Los hallazgos a analizar son el tamaño, la presencia de lesiones multifocales (incluyendo las variantes de multifocalidad de la extensión al complejo areola-pezón o el componente intraductal extenso), la presencia de lesiones multicéntricas y contralaterales. Esta información puede ser usada para la planificación del tratamiento quirúrgico. En los casos en que la enfermedad es localizada, la cirugía conservadora de mama es probable que tenga éxito. En contraste, cuando la enfermedad es multifocal o multicéntrica, es probable que se requiera de mastectomía. Además, en la evaluación de la mama contralateral puede resultar la detección de cáncer sincrónico clínicamente insospechado, que también puede modificar el tratamiento quirúrgico.

Se ha reportado que la RM detecta la enfermedad multifocal en la mama ipsilateral en 10% a 44% de los casos. La utilidad de la RM en la detección de enfermedad multicéntrica se ha detectado en el 11% a 54% de los casos. Muchos de estos casos son mamográficamente y clínicamente ocultos. Dado el potencial de la RM para detectar el cáncer multifocal o multicéntrico insospechado, se ha sugerido la adición de la RM preoperatoria en pacientes con diagnóstico reciente de cáncer de mama para ayudar a establecer el tratamiento definitivo. También ha sido demostrado que la RM se puede utilizar para evaluar la mama contralateral, el cáncer de mama bilateral sincrónico se detecta en un examen físico o en mamografía en un 3% a 6%, y con la aplicación de RM se detectan con una tasa del 3% al 19%, lo cual puede ayudar a optimizar el tratamiento clínico para el paciente.[30,31]

El impacto del hallazgo de enfermedad adicional con RM medido en términos de cambio de actitud terapéutica (CAT), muestra una tasa de CAT correcta que oscila entre 5% y 30%, y un CAT incorrecto que oscila entre 0.5% y 11%. Los meta-análisis publicados[32,33] evidencian la complejidad del análisis del CAT, debido al gran número de variables que entran en juego. El porcentaje de cambio en la actitud quirúrgica se estima en el meta-análisis de Houssami[33] en un 16.6% (**Figura 7**).

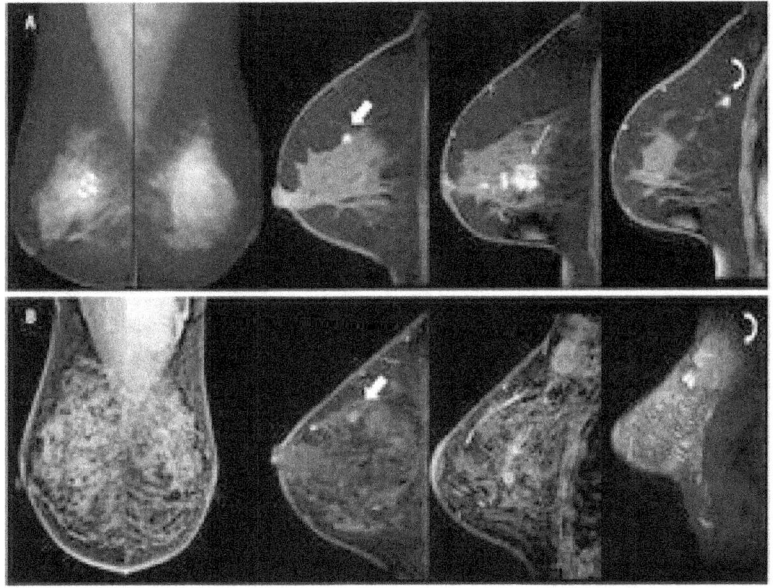

Figura 7. A) Femenina de 61 años con antecedente de LNH, que muestra en mastografía de mama izquierda nódulo espiculado y asimetría focal en CSE, en mama derecha fibroadenoma calcificado. En imágenes de RM, de izquierda a derecha, cortes sagitales en secuencias T1 con contraste en mama derecha, se observa nódulo irregular con reforzamiento homogéneo insospechado por mastografía (flecha gruesa), en mama izquierda nódulo espiculado en CSE (flecha curva) y nódulos irregulares con reforzamiento heterogéneo con datos de multifocalidad y multicentricidad (flecha delgada), con diagnóstico de CLI bilateral sincrónico. B) Femenina de 44 años que refiere masa palpable en región axilar izquierda. En mastografía se observa conglomerado ganglionar en región axilar izquierda, sin identificar lesiones de sospecha. En imágenes de RM, de izquierda a derecha, en secuencias T1 con gadolinio se observan nódulos irregulares con

reforzamiento heterogéneo (flecha gruesa y delgada), con datos de multifocalidad y multicentricidad, en secuencia STIR conglomerado ganglionar, con diagnóstico de CLI.

## ¿ EVALUACIÓN DE RECURRENCIA

Muchos estudios han demostrado los beneficios de la RM para la diferenciación de una cicatriz de una recurrencia, en el lugar de la cirugía conservadora, en pacientes en los que la mamografía es indeterminada. Se considera que la recaída local precoz se relaciona adversamente con el pronóstico de la paciente.[34]

Las recidivas son raras durante los primeros 18 meses tras el tratamiento, y en la mayoría de los casos aparecen en el lecho quirúrgico durante los primeros cinco años. El riesgo anual de recidiva está estimado en un 1% a 2% por año. La RM es la técnica más sensible en el diagnóstico de la recidiva y a su vez, la técnica con mayor VPN, evita biopsias innecesarias y disminuye la ansiedad en las pacientes. Hay que tener en cuenta sin embargo, que la cicatriz quirúrgica suele captar contraste durante los primeros seis meses, y que la fase inflamatoria de la necrosis grasa puede dar lugar a falsos positivos.[35] Asimismo, se recomienda que los estudios se realicen a partir de los 18 meses, tras el fin de la radioterapia.

La RM también puede ser útil cuando se sospecha una recidiva en el sitio de la reconstrucción de tejidos con un colgajo autólogo, en una reconstrucción con implantes de silicón y una paciente post mastectomía (**Figura 6**).

## ¿ EVALUACIÓN DE LESIONES RESIDUALES

Para pacientes que no se han sometido a un examen RM preoperatorio y han sido tratadas con una cirugía conservadora obteniéndose márgenes positivos, la RM posoperatoria puede ser útil para evaluar la carga del tumor residual. La RM puede detectar una enfermedad residual voluminosa en el lugar de la cirugía, al igual que enfermedad residual en el mismo cuadrante (multifocal) o en uno diferente (multicéntrica). Será útil para determinar si la paciente será tratada de forma óptima con una nueva resección dirigida conservadora o mastectomía.

En pacientes con márgenes positivos después de la resección inicial, la RM de mama puede ayudar en la evaluación de la cantidad de enfermedad residual presente, antes de que la paciente vuelva a ser operada.[31,36]

Dependiendo de la extensión de la enfermedad vista en la RM, los hallazgos pueden ayudar al cirujano en la planificación del procedimiento quirúrgico apropiado, potencialmente minimizando el número de reexcisiones requeridas. A veces, puede ser difícil diferenciar entre el reforzamiento del tejido de granulación y un tumor residual. Sin embargo, la presencia de un realce que se extiende más allá del sitio de la biopsia es generalmente una señal de tumor residual. Además, la enfermedad residual microscópica puede no ser visible por RM. Por lo tanto, en todo momento las imágenes deben estar correlacionadas con el estado de los márgenes quirúrgicos por patología.[36]

## ¿ RESPUESTA A LA QUIMIOTERAPIA NEOADYUVANTE

El beneficio principal del tratamiento con quimioterapia primaria o neoadyuvante es conseguir una reducción del volumen tumoral, que permita la cirugía conservadora con bordes libres. La quimioterapia también proporciona teóricamente un tratamiento precoz de las células potencialmente metastásicas circulantes, y permite una evaluación *in vivo* de la quimiosensibilidad del tumor. Durante la última década se ha producido un auge de la evaluación de la respuesta con RM, debido a que esta técnica muestra consistentemente mejores valores de correlación histopatológica que los métodos convencionales, en gran parte debido a que además de la morfología, valora función y supera por tanto, las limitaciones que la fibrosis y la necrosis postratamiento imponen sobre la mamografía, ecografía y palpación. Los estudios publicados de pacientes tratadas con quimioterapia demuestran que la correlación de entre la RM y la histología final, oscila entre el 0.71 y el 0.90.[37-40]

Los estudios en estas pacientes se realizan antes del tratamiento, a mitad de tratamiento (tras el tercer o cuarto ciclo), e inmediatamente antes de la intervención quirúrgica. Los parámetros a evaluar son: a) *cuantitativos:* respuesta parcial, respuesta completa, enfermedad estable y progresión en base a los criterios del RECIST comparando el volumen;

b) *cualitativos*: el tipo de respuesta concéntrica o fragmentada, relacionada con la probabilidad de conseguir bordes libres en una cirugía conservadora (mayor en el primer caso) (**Figura 6**).

Una respuesta patológica completa después de un tratamiento neoadyuvante es predictiva de una buena supervivencia a largo plazo. Una respuesta mínima o ausente sugiere una menor supervivencia a largo plazo, con independencia del tratamiento posoperatorio. Los conocimientos inmediatos de una respuesta subóptima proporcionados por la RM, permiten un cambio precoz del tratamiento por una pauta alternativa.

Además de las determinaciones volumétricas, la RM puede aprovechar la información funcional sobre el tumor. Los cambios cinéticos pueden producirse precozmente en los tumores antes de las alteraciones volumétricas, y otra importante aplicación de la RM para evaluar la respuesta es el uso de la ERM. Diversos estudios preliminares han demostrado que la colina puede disminuir antes de que se produzca un cambio del tamaño o en la morfología del cáncer.[31,37-43]

## ¿ CÁNCER DE MAMA OCULTO

El cáncer primario desconocido representa menos del 1% de todos los cánceres de mama. Puede presentarse como una metástasis axilar de cáncer de mama o como enfermedad diseminada. Si las técnicas convencionales no identifican el tumor en la mama, la indicación es la realización de una mastectomía y hasta en un tercio de estas pacientes no se encontrará tumor en la pieza. Otra alternativa es la irradiación total de la mama, pero este tratamiento se ha asociado a una alta tasa de recidivas. La RM se ha ido perfilando como la técnica de elección en este contexto clínico por dos motivos: presenta mayor sensibilidad para la localización del cáncer en la mama, y consiguientemente puede evitar mastectomías, si la extensión de la enfermedad es susceptible de tratamiento conservador.[42,43] En estas pacientes, la RM ha podido detectar el cáncer en el 90% a 100% de casos. En general, los tumores son de pequeño diámetro, menores de 2 cm, por lo que pueden escapar de la detección mediante las técnicas convencionales de diagnóstico por imagen y la exploración física (**Figura 6**).

## ¿ BIOPSIA GUIADA POR RESONANCIA MAGNÉTICA

La biopsia guiada por RM es más costosa, habitualmente se reserva para las lesiones que se identifican exclusivamente por RM. En el caso de la biopsia percutánea guiada por RM, los dispositivos asistidos por vacío presentan varias ventajas con respecto a las agujas gruesas automáticas, ya que en cuanto a la obtención de tejido son más rápidas y obtienen un mayor volumen de tejido.

## ¿ CONCLUSIÓN

La RM de la mama se ha convertido en una parte esencial de las técnicas de diagnóstico de imagen, para evaluar la glándula mamaria. Las indicaciones de esta técnica son más claras y están mejor definidas. Las directrices y las recomendaciones evolucionan, se reconocen y publican muchas de ellas. Las aplicaciones futuras son fascinantes y posiblemente podrán mejorar nuestra capacidad para diagnosticar el cáncer de mama, incrementando las opciones de tratamiento y, en último término, el pronóstico de las pacientes.

www.ingramcontent.com/pod-product-compliance
Lightning Source LLC
Chambersburg PA
CBHW070413230526
45471CB00006B/2788